MÉMOIRE

SUR L'INTERVENTION

DE LA

PRESSION ATMOSPHÉRIQUE

DANS LE MÉCANISME

DES EXHALATIONS SÉREUSES;

LU A L'ACADÉMIE ROYALE DES SCIENCES, LE 13 JANVIER 1840;

PAR

LE DOCTEUR JULES GUÉRIN,

DIRECTEUR DE L'INSTITUT ORTHOPÉDIQUE DE LA MUETTE, CHARGÉ DU SERVICE SPÉCIAL DES DIFFORMITÉS A L'HOPITAL DES ENFANS MALADES DE PARIS.

PARIS,

AU BUREAU DE LA GAZETTE MÉDICALE,

RUE RACINE, N° 16, PRÈS DE L'ODÉON.

1840.

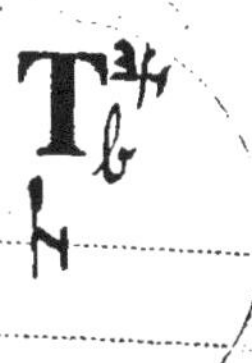

MÉMOIRE

SUR L'INTERVENTION

DE LA PRESSION ATMOSPHÉRIQUE

DANS LE MÉCANISME

DES EXHALATIONS SÉREUSES.

SÉRIE DE MÉMOIRES

SUR LES DIFFORMITÉS DU SYSTÈME OSSEUX,

Par le Docteur Jules Guérin.

PREMIER MÉMOIRE. — MÉMOIRE SUR L'EXTENSION SIGMOÏDE ET LA FLEXION DANS LE TRAITEMENT DES DÉVIATIONS LATÉRALES DE L'ÉPINE; lu à l'Académie royale de Médecine, le 15 novembre 1835; in-8°, avec planches. — Prix. . . . . 2 fr.

DEUXIÈME MÉMOIRE. — MÉMOIRE SUR LES MOYENS DE DISTINGUER LES DÉVIATIONS SIMULÉES DE LA COLONNE VERTÉBRALE DES DÉVIATIONS PATHOLOGIQUES; présenté à l'Académie royale de Médecine, le 2 juin 1836; précédé de trois Rapports faits à l'Académie sur ce mémoire; in-8°, avec planches. — Prix. . . . . 3 fr.

TROISIÈME MÉMOIRE. — MÉMOIRE SUR UNE NOUVELLE MÉTHODE DE TRAITEMENT DU TORTICOLIS ANCIEN; présenté à l'Académie royale des Sciences, le 3 avril 1838; in-8°. — Prix. . . . . . 2 fr.

QUATRIÈME MÉMOIRE. — MÉMOIRE SUR L'ÉTIOLOGIE GÉNÉRALE DES PIEDS-BOTS CONGÉNITAUX; lu à l'Académie royale de Médecine, le 1er décembre 1838; in-8°. — Prix. . . . . 2 fr.

CINQUIÈME MÉMOIRE. — MÉMOIRE SUR LES VARIÉTÉS ANATOMIQUES DU PIED-BOT CONGÉNITAL DANS LEURS RAPPORTS AVEC LA RÉTRACTION MUSCULAIRE CONVULSIVE; présenté à l'Académie royale des Sciences, le 18 mars 1839; in-8°. — Prix. . . . . . 2 fr.

SIXIÈME MÉMOIRE. — MÉMOIRE SUR LES CARACTÈRES GÉNÉRAUX DU RACHITISME; lu à l'Académie royale des Sciences, le 17 juillet 1837; in-8°, avec planches. — Prix. . . . . 2 fr.

SEPTIÈME MÉMOIRE. — VUES GÉNÉRALES SUR L'ÉTUDE SCIENTIFIQUE ET PRATIQUE DES DIFFORMITÉS DU SYSTÈME OSSEUX, exposées à l'ouverture des conférences cliniques sur les difformités, à l'hôpital des Enfans de Paris; suivies du RÉSUMÉ GÉNÉRAL DE LA PREMIÈRE SÉRIE DES CONFÉRENCES CLINIQUES. — Prix. . . . . 2 fr.

HUITIÈME MÉMOIRE. — MÉMOIRE SUR L'ÉTIOLOGIE GÉNÉRALE DES DÉVIATIONS LATÉRALES DE L'ÉPINE, PAR RÉTRACTION MUSCULAIRE ACTIVE; lu à l'Académie royale des Sciences, le 23 septembre 1839; in-8°. — Prix. . . . . 2 fr.

Au bureau de la GAZETTE MÉDICALE, rue Racine, n° 16.

MÉMOIRE

SUR L'INTERVENTION

DE LA

PRESSION ATMOSPHÉRIQUE

DANS LE MÉCANISME

DES EXHALATIONS SÉREUSES;

LU A L'ACADÉMIE ROYALE DES SCIENCES, LE 13 JANVIER 1840;

PAR

LE DOCTEUR JULES GUÉRIN,

DIRECTEUR DE L'INSTITUT ORTHOPÉDIQUE DE LA MUETTE, CHARGÉ DU SERVICE SPÉCIAL DES DIFFORMITÉS A L'HOPITAL DES ENFANS MALADES DE PARIS.

PARIS,

AU BUREAU DE LA GAZETTE MÉDICALE,

RUE RACINE, N° 16, PRÈS DE L'ODÉON.

1840.

IMPRIMERIE DE FÉLIX MALTESTE ET Ce,
Rue des Deux-Portes-Saint-Sauveur, 18.

AVERTISSEMENT.

On s'est souvent élevé contre la prétention arbitraire de tout ramener, dans l'étude des phénomènes de l'organisme, aux lois de la physique générale. Cette opposition, légitime quand elle s'adresse à des vues spéculatives, à des aperçus hasardeux, à une généralisation systématique et prématurée, cesse d'être fondée quand elle proscrit la recherche expérimentale de ce qu'il peut y avoir de mécanique dans l'exercice des fonctions du corps humain. Il convient donc de distinguer ces deux manières de voir, dont l'une n'a d'autre résultat que de reproduire et de perpétuer des erreurs mille fois combattues, et l'autre tend, au contraire, à établir les vrais liens qui unissent l'organisme vivant au monde physique considéré comme un ensemble dont l'être organisé ne constitue qu'une partie. La différence de ces deux points de vue n'existe pas seulement dans le but qu'ils se proposent; ils diffèrent surtout par la manière dont on cherche à les établir. Pour les partisans de l'idée préconçue que tout est physique ou chimique dans le corps de l'homme, il n'est besoin ni d'observations précises, ni d'expériences rigoureuses, ni de raisonnemens sévères : quelques faits particuliers, les plus petites analogies suffisent ; or ce n'est point là le caractère de la vérité, ni la manière de procéder des sciences dont on invoque les lumières et l'intervention. Les esprits au contraire qui croient que la nature, tout en faisant de l'homme un système à part, l'a assujéti jusqu'à un certain point aux agens du monde extérieur et a établi des rapports intimes entre ces agens et lui ; ces esprits, dis-je, ne se contentent point d'aperçus généraux plus ou moins hypothétiques ; sans se préoccuper de l'essence de la vie, ils cherchent à pénétrer les conditions matérielles de ses fonctions, et à fixer, à l'aide d'expériences directes, l'analogie ou l'identité qu'elles peuvent présenter avec les conditions des phénomènes du monde matériel. Quand on arrive rigoureusement à des résultats de cette nature, on n'empiète pas prématurément et arbitrairement sur le domaine du principe de la vie ; mais on tend à dégager de plus en plus cette inconnue du problème compliqué où elle est enveloppée.

Le mémoire qui me suggère ces réflexions se rapporte à cette seconde manière d'envisager l'étude physique du corps humain. J'ai cru voir, et j'ai cherché à démontrer qu'il y a dans le mécanisme des sécrétions séreuses un fait tout mécanique, à savoir : que les cavités articulaires et les cavités des séreuses viscérales présentent périodiquement ou temporairement des ampliations des espaces qu'elles circonscrivent, ampliations d'où résulte, au sein de ces cavités, une tendance au vide, et par conséquent une certaine influence de la pression atmosphérique sur les exhalations qui sourdent à leur intérieur. Ce fait, quelle que soit sa portée, peut et doit être considéré en lui-même dans son existence propre et être admis comme fait, si les expériences, sur lesquelles j'ai cherché à l'établir, ont un caractère de démonstration rigoureuse. Le lecteur jugera si nous avons rempli ces conditions.

MÉMOIRE

SUR L'INTERVENTION

DE LA PRESSION ATMOSPHÉRIQUE

DANS LE MÉCANISME

DES EXHALATIONS SÉREUSES.

Les physiologistes se sont assez peu occupés du mécanisme à l'aide duquel les exhalations ou sécrétions séreuses s'exécutent. La plupart d'entre eux se sont bornés à faire l'histoire des phénomènes dans leurs derniers résultats, sans se préoccuper des phases qu'ils présentent et des causes qui les produisent. Je ne parle pas des explications purement hypothétiques empruntées à l'action générale de la vie, à l'irritabilité et à la sensibilité propre des organes, explications qui n'expliquent rien, qui ne reposent sur aucune donnée véritablement scientifique, sur aucune expérience positive, et dont la grande généralité ne constitue qu'un lien provisoire entre des faits dont les véritables rapports avec la vie et avec le monde extérieur n'ont pu encore être déterminés. C'est ainsi que le mécanisme de l'exhalation de la synovie dans les articulations, celui de la sérosité des plèvres, du péricarde, du péritoine, du fluide céphalo-rachidien, de l'exhalation séreuse du tissu cellulaire, sont restés jusqu'ici dans la plus complète obscurité.

Les observations et les expériences suivantes, relatives à la part que m'a paru avoir la pression atmosphérique dans le mécanisme des exhalations séreuses, concourront peut-être à jeter quelque jour sur cette importante question de physiologie générale.

PREMIÈRE PARTIE.

OBSERVATIONS ANATOMIQUES.

DES DISPOSITIONS ET DES RAPPORTS ANATOMIQUES DES PARTIES QUI SONT LE SIÉGE DES EXHALATIONS SÉREUSES.

Je vais examiner successivement les dispositions et les rapports anatomiques des parties qui sont le siége des exhalations séreuses, à savoir : les cavités articulaires, celles du péricarde, des plèvres, du péritoine, des méninges cérébrales et rachidiennes; en un mot, des différentes cavités qui sont le siége des exhalations séreuses. Et d'abord, qu'on ne s'étonne point de me voir aborder dans un même travail l'étude anatomique de tant de parties dont les dispositions matérielles sont si complexes qu'elles constituent à elles seules une des portions les plus étendues et les plus délicates de l'anatomie topographique. Le but que je me suis proposé n'est point de rappeler, sous quelque prétexte que ce soit, ce que l'on sait à cet égard; mais bien de signaler quelques dispositions nouvelles, communes aux différentes cavités dont il s'agit, dispositions qui me paraissent, par leur généralité, se rattacher à un but commun, et rendre les organes où elles se répètent tributaires des mêmes influences dans le mécanisme des exhalations dont elles sont le siége.

a. CAVITÉS ARTICULAIRES.

En examinant dans quels rapports se trouve la tête du fémur avec la cavité cotyloïde pendant les mouvemens de la cuisse sur le bassin, je me suis assuré de ce fait, à savoir que dans l'extension la surface de la tête fémorale dans toute sa périphérie est en rapport immédiat avec les points correspondans de la cavité qui la reçoit, en sorte qu'on peut dire, comme l'a démontré M. Weber, de Munich, que la tête fémorale et la cavité cotyloïde décrivent des courbes exactement du même rayon. Mais il n'en est pas ainsi dès qu'on imprime à la cuisse des mouvemens de flexion, d'adduction ou d'abduction. Contrairement à ce qu'a établi le physiologiste de Munich, j'ai vu que pendant chacun de ces mouvemens il se forme un espace assez considérable entre la surface de la tête fémorale et le fond de la cavité cotyloïde, espace qui varie de siége et d'étendue, suivant l'étendue et la direction des mouvemens de l'articulation. J'ai mis ce fait hors de doute en fixant d'une manière invariable l'os de la hanche et l'extrémité fémorale dans les positions dont il s'agit, et en enlevant avec précaution, et couche par couche, une partie du plancher de l'acétabulum par l'intérieur du bassin. On voit alors manifestement que, dans certains points de son étendue, la cavité cotyloïde est séparée de la tête fémorale par un espace qui peut s'étendre en profondeur jusqu'à près de trois millimètres, et en largeur jusqu'à deux ou trois centimètres.

MM. Weber frères ont démontré, comme on sait, par l'expérience, que les surfaces de cette articulation sont maintenues en rapport immédiat, principalement par la pression atmosphérique. Ces ingénieux physiologistes ont perforé le plancher de la cavité cotyloïde, et ils ont vu aussitôt la tête fémorale, sous l'influence de l'introduction de l'air, descendre d'une certaine quantité, en cédant au poids du membre. Mais MM. Weber n'avaient pas vu que pendant certains mouvemens de l'articulation coxo-fémorale, le centre de ces mouvemens ne répond pas au centre de la sphère fémorale, mais est intermédiaire à ce point et au corps de l'os; celui-ci servant de bras de levier fait décrire à la tête du fémur des arcs de cercle proportionnels à la longueur du rayon qu'elle mesure, et qui forcent sa surface cotyloïdienne à abandonner dans une certaine étendue les points correspondans de la voûte de l'acétabulum. Or, en admettant comme chose démontrée que la pression atmosphérique est la cause la plus puissante qui empêche la sortie de la tête du fémur de sa cavité, on ne peut méconnaître que les espaces établis extemporanément entre certains points de ces surfaces articulaires, en vertu d'efforts supérieurs à l'action de la pression atmosphérique, ne constituent des espaces vides ou tendant au vide, placés eux-mêmes sous l'influence de cette pression. Il résulte donc de cette première observation que l'articulation coxo-fémorale, hermétiquement fermée par ses capsules fibreuses, et offrant dans l'extension de la cuisse sur le bassin une coaptation parfaite de ses surfaces articulaires, coaptation entretenue par la pression atmosphérique, présente, pendant les mouvemens de flexion, d'adduction et d'abduction de la cuisse, des espaces vides au fond de l'articulation, résultant de la disjonction des surfaces articulaires sous l'influence d'efforts supérieurs à ceux de la pression atmosphérique, laquelle continue d'ailleurs à fermer l'orifice de l'articulation.

Ce premier fait établi, j'ai cherché à savoir, premièrement, si toutes les surfaces articulaires du squelette sont maintenues en rapport par la pression atmosphérique, indépendamment des muscles et des ligamens qui les environnent; et, secondement, s'il existe pour chaque articulation des mouvemens pendant lesquels certains espaces articulaires s'établissent immédiatement, ou bien si ceux qui existent subissent un accroissement quelconque.

Relativement au premier point, je me suis assuré par des expériences directes que l'influence contentive de la pression atmosphérique constatée par MM. Weber pour l'articulation coxo-fémorale seulement est un fait général commun à toutes les articulations arthrodiales. J'ai appris récemment qu'un frère des deux physiologistes de Munich est arrivé, de son côté, au même résultat, et a étendu comme moi l'observation particulière de ses frères à toutes les articulations du squelette : en sorte qu'il est aujourd'hui parfaitement établi que, indépendamment des autres moyens qui concourent au maintien en rapport des surfaces articulaires, la pression atmosphérique est une condition commune à toutes, et que chacune d'elles offre dans sa situation la plus naturelle, position qui est presque pour toutes l'extension, une coaptation exacte et hermétique des surfaces correspondantes, et l'application également hermétique sur leur pourtour des capsules fibreuses et fibro-celluleuses qui les enveloppent.

Partant de ce fait préalable de l'action de la pression atmosphérique comme principal agent du maintien en rapport et de la fermeture hermétique de toutes les articulations du squelette, et du fait de l'existence d'espaces vides pratiqués extemporanément entre une portion des surfaces de l'articulation coxo-fémorale, pendant certains mouvemens de la cuisse, j'ai cherché à savoir si toutes les articulations du squelette ne sont pas construites de manière à offrir comme l'articulation de la hanche, dans la succession et la variété de leurs mouvemens, des espaces nouveaux, ou des accroissemens marqués des espaces déjà existans.

Pour éviter des détails inutiles et qui tous conduisent aux mêmes conséquences, j'énoncerai immédiatement les résultats les plus généraux de mes recherches sur ce point. Or toutes les articulations du squelette, les grandes, les moyennes, les petites, les articulations qui sont le siége de mouvemens marqués, et dans l'intérieur desquelles on trouve de la synovie, offrent à différens degrés des conditions matérielles telles, que pendant ces mouvemens, elles présentent nécessairement des espaces qui n'existent pas au repos, ou un agrandissement des espaces préalablement existans. Ces changemens qui s'effectuent dans l'intérieur des articulations sont le résultat de deux ordres d'élémens : premièrement, des changemens de rapports des surfaces articulaires qui cessent de se correspondre suivant les mêmes plans et perdent ainsi les conditions respectives de leur contact et de leur parfaite coaptation; secondement, de la tension des muscles et des ligamens entourant l'articulation, lesquels, en vertu de l'écartement de leurs points d'insertion, se soulèvent, se tendent entre ces points et forment les parois résistantes des cavités improvisées ou agrandies. Ces deux ordres d'élémens constituent les conditions les plus générales de la formation de ces espaces ou cavités, conditions auxquelles peuvent être rapportés les divers cas présentés par toutes les articulations du squelette. Quelques exemples choisis parmi les cas les plus saillans montreront tout à la fois les faits eux-mêmes que je cherche à établir et les conditions les plus générales de leur production.

Au genou, pendant l'extension de la jambe sur la cuisse, les condyles du fémur sont appliqués contre la surface articulaire du tibia, de manière à la toucher par le plus grand nombre des points de leur surface. Les ligamens semi-lunaires placés en intermédiaires sont comme des coins destinés à compléter ce contact en comblant les espaces laissés entre ces surfaces et la portion la plus excentrique des condyles du fémur, là où ils se terminent en surfaces légèrement arrondies. De son côté, la rotule et les ligamens qui s'y attachent peuvent, en vertu du relâchement du triceps fémoral, du droit antérieur et des portions antérieures de la capsule articulaire du genou, s'appliquer complètement contre la dépression qui sépare antérieurement les deux condyles du fémur; en sorte que la pression atmosphérique établit dans cette position de l'articulation une coaptation parfaite entre les surfaces articulaires qui se correspondent, et une application de toutes les parties extérieures environnantes contre les pourtours de l'articulation. Mais aussitôt que le genou se fléchit, tous ces rapports et les conditions osseuses et ligamenteuses qui les déterminent changent. Les condyles du fémur ne touchent plus la surface articulaire du tibia que par leur partie la plus postérieure, c'est-à-dire par un nombre de points et dans une étendue beaucoup moins considérables. La partie la plus plane des condyles, c'est-à-dire celle qui correspondait au plan articulaire du tibia, devient libre et regarde en avant; elle forme la paroi postérieure d'un espace quadrilatère nouveau, limité en haut par la moitié inférieure de la face postérieure de la rotule qui est elle-même attirée ou au moins maintenue par la résistance du triceps; la rotule ainsi soulevée et maintenue en haut par la tension des muscles qui s'y insèrent, tend et soulève à son tour le ligament qui l'attache au tibia et forme avec ce dernier la paroi antérieure de l'espace quadrilatère dont il s'agit, tandis que la moitié antérieure de la surface articulaire du tibia, laissée libre par le soulèvement du ligament rotulien et le soulèvement de la moitié correspondante de l'extrémité articulaire du fémur forme sa paroi inférieure. De leur côté, les portions antérieures et latérales de la capsule articulaire se trouvant distendues par un écartement plus grand de leurs points d'insertion complètent l'ampliation de l'espace dont il s'agit, et empêchent la dépression de ses parois et leur refoulement vers l'intérieur de la cavité articulaire, sous l'influence de la pression atmosphérique. Voilà donc un espace considérable extemporanément produit par la réunion des deux conditions générales signalées plus haut, à savoir, un changement de rapport des surfaces osseuses correspondantes, qui ne se touchent plus que par un moins grand nombre de points, et par la tension et le soulèvement des muscles et des ligamens qui constituent des parois résistantes aux espaces nouvellement établis, et empêchent les parties extérieures environnantes d'être refoulées par la pression atmosphérique vers ces espaces pour les combler.

Les articulations de la jambe avec le pied, l'articulation huméro-cubitale et les articulations des phalanges des doigts, offrent d'autres exemples variés du même fait, répété dans des conditions un peu différentes et avec des résultats variés.

Au repos, l'articulation de la jambe avec le pied offre en avant et en arrière, à partir du rebord antérieur et postérieur de l'extrémité articulaire du tibia, un double espace résultant des prolongemens de la surface articulaire de l'astragale, et borné en avant par la capsule articulaire et les gaînes aponévrotiques des muscles fléchisseurs du pied sur la jambe, et en arrière par les muscles extenseurs du pied sur la jambe et les ligamens correspondans. Pour peu que le pied soit étendu ou fléchi sur la jambe, ces espaces changent d'une manière remarquable. Si le pied est fléchi, le rebord antérieur du tibia vient s'appliquer contre la dépression qui sépare en haut la tête de l'astragale de son corps, et les ligamens correspondans, relâchés par le rapprochement de leurs points d'insertion, s'appliquent immédiatement contre les plans profonds correspondans, et tout espace est comblé : en arrière, le contraire a lieu. Pendant que l'espace que j'appellerai tibio-astragalien antérieur se comble, l'espace postérieur correspondant et que j'appellerai tibio-astragalien postérieur s'agrandit par le glissement du tibia qui laisse une plus grande partie de l'astragale à découvert, en même temps que la capsule articulaire et les muscles extenseurs du pied sur la jambe sont soulevés et tendus par un éloignement plus grand de leurs points d'insertion, et forment ainsi la paroi postérieure de l'espace dont il s'agit. Lorsque au lieu d'être fléchi, le pied est étendu sur la jambe, un résultat opposé se manifeste; une portion plus considérable de la surface articulaire de l'astragale est mise à découvert en avant par le glissement du tibia en arrière; la capsule articulaire antérieure et les gaines musculaires correspondantes sont tendues et soulevées par l'écartement de leurs points d'insertion, et agrandissent ainsi l'espace tibio-astragalien antérieur déjà existant, en même temps que le postérieur est d'autant diminué et envahi par les parties molles correspondantes.

Au coude, on retrouve des dispositions analogues. L'articulation huméro-cubitale présente pendant l'extension et la flexion de l'avant-bras sur le bras, deux espaces, l'un antérieur, triangulaire, formé par la cavité coronoïde, dépression qui occupe le point de séparation de la trochlée humérale avec le corps de l'os, et fermé en avant par la paroi postérieure du brachial antérieur et les portions de capsules articulaires correspondantes; l'autre, également triangulaire, postérieure, limitée en arrière par la face antérieure du triceps brachial et les portions de capsules articulaires correspondantes, lesquelles complètent le triangle formé par le sommet de l'olécrâne et la cavité olécrânienne de l'humérus. Or ces deux espaces changent d'une manière remarquable pendant les mouvemens de flexion et d'extension de l'avant-bras. Dans la flexion, l'olécrâne laisse une plus grande portion de la trochlée humérale à découvert; il entraîne avec lui l'extrémité inférieure du triceps, ainsi que les attaches de la capsule articulaire qui s'y fixent; d'où résultent la tension et le soulèvement de ces parties. En avant, un résultat contraire se manifeste : par suite du glissement de l'apophyse coronoïde, les parties molles correspondantes sont relâchées et refoulées sans résistance par la pression atmosphérique contre les plans osseux profonds. L'inverse s'observe dans l'extension de l'avant-bras sur le bras, c'est-à-dire que l'espace triangulaire postérieur est diminué et l'antérieur augmenté. Ajoutons toutefois que par suite de la contraction des muscles fléchisseurs et extenseurs de l'articulation des triceps et biceps brachiaux, il y a toujours un certain degré de tension et de soulèvement des parties qui devraient être complètement relâchées par le rapprochement de leurs points d'insertion, ce qui ajoute un élément de plus aux causes d'agrandissement des espaces articulaires pendant les mouvemens de flexion et d'extension.

Pour terminer ces indications anatomiques par des articulations d'un ordre moins important, mais plus délicat, et montrer que les conditions matérielles que je viens de signaler dans la hanche, le genou, le pied et le coude se généralisent jusque dans les moindres articulations, je citerai celles des phalanges des doigts. Lorsque l'on examine, au moyen d'une coupe longitudinale et parallèle au plan de la flexion d'un doigt, ce qui se passe au niveau de l'articulation de la troisième avec la seconde phalange, on voit les dispositions suivantes : le tendon du fléchisseur profond se tend, soulève avec lui la paroi antérieure de la capsule articulaire, à laquelle il adhère, au moyen de sa capsule propre, et laisse entre la paroi ligamenteuse et les surfaces profondes correspondantes un espace triangulaire, dont le sommet est formé par l'angle résultant de l'inclinaison des deux phalanges l'une vers l'autre, et la base par le tendon soulevé du fléchisseur profond. Cet espace augmente ou diminue ainsi par la flexion ou l'extension de la phalange.

Telles sont les circonstances les plus générales que présentent les espaces articulaires pendant les mouvemens des articulations du squelette.

Ces circonstances établissent, comme je l'ai dit, que, pendant ces mouvemens, des espaces nouveaux se forment, ou ceux qui existent s'agrandissent sous la double influeuce du changement de rapport des surfaces articulaires et du soulèvement et de la tension des membranes capsulaires environnantes. Ces productions d'espaces nouveaux, ou ces agrandissemens des espaces existans, ne peuvent avoir lieu dans les articulations du squelette, fermées hermétiquement pendant le repos sans offrir un vide plus ou moins complet, ou au moins une tendance au vide, entre les points extemporanément et passagèrement séparés. Nous verrons plus tard les conséquences immédiates qui résultent de ces premières conditions, propres aux cavités articulaires. Poursuivons les mêmes conditions dans les autres cavités qui les répètent.

b. CAVITÉS DU PÉRICARDE, DES PLÈVRES, DU PÉRITOINE ET DE L'ARACHNOÏDE CÉRÉBRO-SPINALE.

Je réunis l'examen de ces différentes parties parce qu'elles offrent toutes les mêmes dispositions au point de vue où je veux les considérer et parce que ces dispositions ne sont que la répétition de celles que je viens de signaler dans les cavités articulaires.

Et d'abord, l'on sait que le péricarde, les plèvres, le péritoine et l'arachnoïde cérébro-spinale forment des cavités fermées de toutes parts, au moyen de leur double feuillet continu, lequel se réfléchit et s'étend successivement, en y adhérant, sur les parois du viscère et sur l'enveloppe extérieure qui le protège. Il y a donc entre ces deux feuillets, dits viscéraux et pariétaux, un espace quelconque, qui est susceptible de varier, de s'accroître ou de diminuer sous l'influence de deux conditions principales. Le feuillet pariétal étant maintenu fixé contre les parties environnantes, ces parties peuvent être soulevées, se développer et agrandir d'autant la cavité de la séreuse, si l'organe sur lequel se réfléchit et adhère son feuillet viscéral n'obéit pas au mouvement de soulèvement ou d'expansion du feuillet pariétal; ou bien, seconde condition, le feuillet pariétal restant fixé avec la paroi contre laquelle il se réfléchit, le viscère éprouve des déplacemens, des contractions, des resserremens sur lui-même, qui entraînent consécutivement et proportionnellement le feuillet viscéral de la séreuse. Dans les deux cas, comme on le voit, soit que le feuillet pariétal soit éloigné du viscéral, soit que le viscéral soit éloigné du pariétal, ce changement de rapport ne peut exister sans produire entre les deux feuillets de la séreuse un espace nouveau ou un accroissement quelconque de la cavité qu'ils constituent. Ce résultat général ainsi formulé dans ses conditions principales de développement, il est facile de démontrer tour à tour son existence matérielle pour la cavité du péricarde, des plèvres, du péritoine et de l'arachnoïde cérébro-spinale.

Lorsqu'on ouvre le péricarde sur le cadavre, on acquiert la preuve que le cœur ne remplit pas complètement sa cavité, mais qu'il s'en faut d'un certain espace, que l'on admet comme nécessaire et suffisant à la liberté des mouvemens du cœur. Mais l'étendue de cet espace varie et doit varier singulièrement pendant les mouvemens respiratoires et de contraction du cœur. L'ampliation de la cavité du péricarde s'effectue pendant les mouvemens respiratoires, sous l'influence de la première condition que j'ai établie par le soulèvement et le dédoublement du feuillet pariétal du péricarde, par suite du soulèvement des parties extérieures, avec lesquelles il a des rapports intimes. On sait, en effet, que le péricarde adhère intimement d'une part au sternum, de l'autre au diaphragme; qu'il adhère supérieurement et postérieurement aux gros vaisseaux qu'il renferme à leur origine. Il est donc retenu par trois puissances en haut et en arrière, en avant et en bas, de manière à obéir aux déplacemens que ces parties éprouvent, en sens inverse, pendant l'acte respiratoire. Or, de ces parties, la première, le sternum, est portée en haut et en avant; la seconde, le diaphragme, est abaissée, tandis que les gros vaisseaux, formant résistance, empêchent le péricarde de céder exclusivement dans le sens du sternum et du diaphragme. Voilà donc le cas de l'ampliation d'une cavité séreuse par le soulèvement ou l'écartement des parties auxquelles adhère son feuillet pariétal. Ce n'est pas tout : pendant la contraction ou le relâchement de ses cavités, le cœur n'offre ni la même forme ni le même volume; la contraction de ses ventricules diminue nécessairement l'espace qu'il occupe d'une quantité égale à celle de la réduction de son volume pendant cet état; or, le péricarde ne pouvant suivre ce mouvement de retrait du cœur que par son feuillet viscéral, il en résulte un nouvel accroissement d'espace au profit de la cavité intérieure. Voilà une application de la seconde condition que j'ai établie pour l'ampliation des espaces formés par les cavités des séreuses.

Sans avoir besoin d'entrer dans autant de détails pour les plèvres et le péritoine, il suffit de signaler les dispositions les plus générales des cavités qu'elles occupent et des viscères qu'elles revêtent pour montrer que les espaces compris entre leurs feuillets varient, comme dans le péricarde, sous la double influence du déplacement des parties auxquelles elles adhèrent et des viscères sur lesquels elles s'étendent.

Les plèvres costale et diaphragmatique sont, comme on sait, intimement unies aux parois thoraciques et à la surface pectorale du diaphragme; d'autre part, elles tapissent toute la surface du poumon; ses deux feuillets laissent entre eux un espace très étendu, susceptible de varier par l'ampliation ou le resserrement du thorax et l'ampliation ou la résistance des poumons. Il est presque superflu de montrer comment, pendant l'acte respiratoire, le feuillet pariétal thoracique et diaphragmatique de la plèvre est graduellement éloigné de son feuillet viscéral, ou du moins tend à accroître les espaces existans entre ces deux feuillets pendant le repos du thorax. Pour que le contraire existât, il faudrait que le poumon suivît instantanément et rigoureusement tous les mouvemens du diaphragme et de l'enveloppe thoracique. Or, bien que l'introduction rapide de l'air dans les poumons tende à ce résultat, la résistance que ce fluide éprouve de la part du tissu élastique du poumon, et le temps plus ou moins long qu'il met à envahir toutes ses cellules laissent entre l'instant de l'ampliation du thorax et celui de l'expansion du poumon un intervalle quelconque, pendant lequel les deux feuillets de la plèvre cessent de se toucher et de se correspondre dans tous leurs points. D'autres causes moins évidentes, telles que le mouvement expiratoire, le retour élastique du poumon sur lui-même, la circulation, la parole, la marche, les efforts, circonstances sur lesquelles je ne m'appesantirai point, peuvent encore modifier les rapports de contact et de correspondance des deux plèvres. Si la réalité de ces changemens ne ressortait pas d'une manière assez évidente des circonstances que j'ai indiquées, l'expérimentation directe ajouterait, comme on le verra plus bas, ses lumières à celles du raisonnement.

La cavité du péritoine offre des circonstances et des dispositions analogues à celles des plèvres; c'est pour cela que nous n'avons pas insisté sur toutes les particularités propres à établir la variabilité des espaces résultant des changemens de rapport de ces dernières. Ce que nous avons à dire de la cavité péritonéale s'appliquera donc en grande partie à la cavité des plèvres et tendra à compléter la démonstration du fait de l'ampliation périodique de cette cavité sous l'influence des mouvemens périodiques de la respiration.

Et d'abord, la cavité du péritoine offre une disposition toute spéciale, en vertu de laquelle il doit nécessairement s'établir, entre ses deux feuillets, des espaces incessamment variables pour le siége, le nombre, la forme et l'étendue. Cette disposition consiste dans le défaut de rapport entre la forme, l'étendue et les distributions du feuillet pariétal, lequel correspondant à la paroi régulière de l'abdomen, et la forme, l'étendue et les sinuosités infinies du feuillet viscéral, si varié et si changeant dans ses distributions nombreuses entre tous les viscères et toutes les parties de l'intestin qu'il enveloppe. Or quelque élasticité qu'on suppose aux intestins, quelles que puissent être la souplesse et la ténuité des replis de la séreuse qui les recouvre, il est impossible de supposer entre les deux feuillets, ni même entre les replis du feuillet viscéral, des rapports assez exacts pour qu'à chaque déplacement des parties tout espace soit immédiatement comblé et que tous les points des deux surfaces restent constamment appliqués l'un contre l'autre. D'ailleurs il est sur certains points des obstacles matériels au contact complet et à la pénétration des parties environnantes, comme, par exemple, le repli gastro-hépatique qui joint le sillon horizontal du foie et la petite courbure de l'estomac, sorte de pont transversal dont il y a plusieurs autres exemples. Mais la diversité seule des surfaces en rapport, dont les unes, comme celles de l'intestin, offrent des contours plus ou moins arrondis, les autres, comme le foie, des bosselures et des bords saillans, doit nécessairement empêcher leur coaptation hermétique entre elles et avec la paroi abdominale. Un assemblage de plans et de reliefs si divers, comme celui qui résulte de l'agglomération du paquet intestinal et des viscères abdominaux, exclut donc l'idée d'un contact parfait. On conçoit qu'avec de telles dispositions anatomiques le mouvement respiratoire, le ballottement du ventre par la marche et les attitudes, les mouvemens péristaltiques des intestins, provoquent des tiraillemens incessans, des glissemens, des roulemens qui, en séparant les parties et changeant leurs rapports, déterminent la formation incessante d'espaces divers; espaces qui ne pourraient être comblés aussitôt que produits que par des corps assez ténus et assez subtils pour s'y adapter comme ferait un fluide élastique. Or, tels ne sont pas le oie, la rate, les reins, l'estomac et les intestins : tous solidaires des mouvemens imprimés au corps, tous obéissant à l'action de la pesanteur, tous jusqu'à l'intestin lui-même, lorsqu'il est rempli de matière alimentaire, soumis à une forme déterminée. Certes les parois abdominales sont éminemment compressibles, susceptibles de se réduire ou de se dilater considérablement; mais elles ne le peuvent faire que suivant un même plan, et non suivant les plans si mobiles, si accidentés, des parties qu'elles recouvrent.

Je termine ces considérations anatomiques par celles qui ont trait aux cavités des séreuses cérébro-spinales. Les dispositions de ces cavités exigent d'être étudiées à part, parce qu'elles dépendent de quelques rapports du cerveau et de la moelle avec ses membranes, qui ne me paraissent pas avoir été suffisamment précisées.

Les auteurs qui ont indiqué avec le plus de soin les rapports du cerveau et de la moelle avec les méninges ne font pas mention d'une disposition qu'il me paraît utile de signaler ici. Tous s'accordent à dire qu'entre la moelle et la dure-mère, entre le cerveau et la dure-mère, se trouve l'arachnoïde, dont un des feuillets, le feuillet viscéral, se réfléchit sur la dure-mère, et l'autre sur le cerveau et la moelle dont elle est séparée par la pie-mère. M. Magendie qui a mieux précisé, comme on sait, tout ce qui a trait au fluide céphalo-rachidien, a montré le premier que ce fluide est renfermé dans l'espace sous-arachnoïdien, et se trouve en communication directe avec les ventricules du cerveau au moyen d'une ouverture spéciale placée entre l'extrémité supérieure de la moelle et le quatrième ventricule. M. Magendie s'est arrêté là; mais notons qu'il a été plus loin que ses devanciers, qui ne parlent pas des communications des ventricules du cerveau avec l'espace sous-arachnoïdien. Cependant ce n'est pas tout. Il y a un autre espace entre la dure-mère et le feuillet libre de l'arachnoïde, qui se continue avec le même espace correspondant au cerveau, en sorte que la cavité sous-arachnoïdienne communique avec l'intérieur du cerveau, et la cavité arachnoïdienne, proprement dite, communique avec la cavité arachnoïdienne extérieure du cerveau. Du mercure injecté dans l'espace sous-arachnoïdien se rend dans les quatre ventricules, et injecté dans la cavité arachnoïdienne de la moelle, il se rend partout à la surface du cerveau. Cette double disposition, qu'on pouvait conclure des notions acquises, mais qui n'avaient pas été suffisamment précisées, sur les rapports de l'arachnoïde cérébro spinale avec la masse encéphalo-rachidienne, était indispensable à spécifier nettement pour faire apprécier les rapports différens qui s'établissent successivement entre les parties extérieures et intérieures du cerveau. Voici, en effet, comment les choses se passent.

Dans le mouvement d'expansion du cerveau, les cavités intérieures se dilatent; leurs parois se séparent et agrandissent d'autant les ventricules qu'elles circonscrivent. A ce mouvement d'expansion de la masse encéphalique correspond un rapprochement des parois de la cavité arachnoïdienne cérébrale périphérique. Le contraire a lieu lorsque le cerveau se contracte et s'abaisse; c'est-à-dire qu'il y a resserrement de ses cavités intérieures et ampliation des espaces arachnoïdiens extérieurs. Voilà, comme on le voit, la répétition des circonstances que nous avons notées pour toutes les cavités séreuses. Je m'abstiens pour le moment de tirer de ces dispositions les conséquences qui peuvent en sortir pour éclairer le mécanisme de la sécrétion et de la double circulation des fluides cérébro-rachidiens dans la double cavité arachnoïdienne et sous arachnoïdienne, et pour rendre compte, surtout, de la circulation générale de l'encéphale.

DEUXIÈME PARTIE.

EXPÉRIENCES.

Si les dispositions que j'ai fait connaître dans la première partie de ce mémoire sont réelles, c'est-à-dire s'il se forme extemporanément, sous l'influence de certains mouvemens, des espaces nouveaux ou des accroissemens d'espaces existans à l'intérieur de cavités fermées de toutes parts, il peut arriver l'un ou l'autre de ces deux cas : ou bien des matières environnantes peuvent, en se déplaçant, combler instantanément les espaces nouvellement pratiqués, ou bien il existe réellement et passagèremen des espaces vides ou tendant au vide, incessamment placés sous l'influence concentrique de la pression atmosphérique. Dans le premier cas, il y aurait une expansion, une dilatation des parties environnantes qui ne permettraient de constater par aucun moyen le vide ou la moindre tendance au vide. Dans le second cas, on pourrait, au contraire, prouver par des expériences directes qu'il y a réellement une certaine tendance au vide, ou, pour parler plus rigoureusement, un défaut d'équilibre entre la pression intérieure et la pression extérieure, défaut d'équilibre qui n'est immédiatement comblé par rien, et qui par conséquent laisse à la pression extérieure la plus grande part de son influence concentrique. Pour résoudre cette difficulté, j'ai fait les expériences suivantes.

a. EXPÉRIENCES SUR LES CAVITÉS ARTICULAIRES.

PREMIÈRE EXPÉRIENCE. — J'ai pris le cadavre d'un adulte. La jambe étant placée dans l'extension sur la cuisse, j'ai pratiqué au niveau de la partie antérieure et externe de l'articulation du genou une petite ouverture pénétrant jusqu'à l'intérieur de cette articulation. J'ai introduit par cette petite ouverture l'extrémité effilée d'un tube recourbé et gradué de deux lignes de diamètre, analogue au tube de Welther, dans lequel se trouvait un liquide coloré.

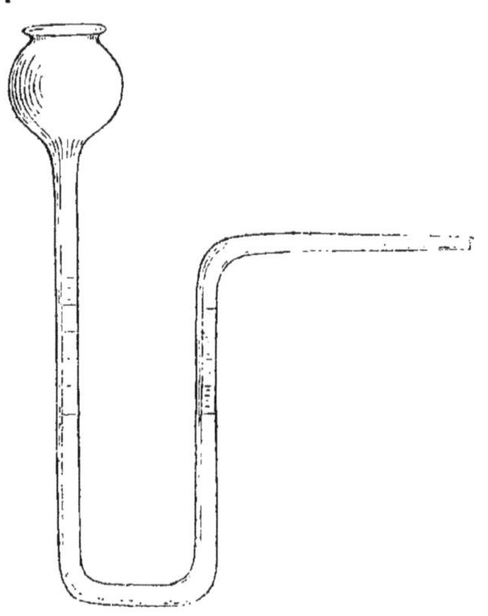

Le niveau des deux colonnes de liquide ne s'élevait qu'à la moitié de la hauteur des deux branches parallèles ascendantes du tube, de manière à lui permettre (au liquide) de s'élever d'un côté d'une certaine quantité, et de s'abaisser d'une quantité correspondante de l'autre côté, en cas de pression inégale de la part des deux milieux en rapport avec chaque colonne de liquide. La circonférence de la portion du tube introduite dans l'articulation du genou fermait hermétiquement l'ouverture qui lui avait donné passage, et son extrémité correspondait au point de réunion des deux surfaces articulaires du fémur et du tibia. Les choses étant ainsi disposées, j'ai fait exécuter à la jambe un mouvement de flexion sur la cuisse; j'ai vu immédiatement le liquide renfermé dans le tube monter vers l'extrémité correspondant à l'intérieur de l'articulation, et reprendre sa première position dès que je replaçais la jambe dans l'extension. Le mouvement d'ascension du liquide suivait exactement le mouvement de flexion du genou, se reproduisait et cessait avec lui. Cependant la rapidité et le degré d'ascension du liquide variait suivant certaines positions du tube, à tel point que, dans une position déterminée, le liquide s'est élevé brusquement et a fait irruption dans la cavité articulaire.

Deuxième expérience.—J'ai pratiqué la même expérience à l'articulation coxo-fémorale. La cuisse étant maintenue dans l'extension sur le bassin, de manière à ne laisser aucun espace entre la surface de la tête fémorale et le plancher cotyloïdien, j'ai perforé ce dernier avec les plus grandes précautions, au moyen d'un foret appliqué par l'intérieur du bassin sur le point correspondant au sommet de l'articulation, et de manière à tomber perpendiculairement à leur plan de tangence. Pendant ce travail, je faisais maintenir le fémur fixe et en rapport immédiat avec le fond de la cavité cotyloïde. Lorsque j'ai eu la certitude d'être arrivé jusqu'à la surface de la tête fémorale, j'ai introduit l'extrémité de mon tube, revêtue d'un bouchon en liége, d'un diamètre suffisant pour fermer hermétiquement l'ouverture pratiquée au plancher de l'acétabulum. J'ai fait ensuite décrire à la cuisse des mouvemens de flexion, d'adduction et d'abduction, très limités d'abord, et j'ai vu à chacun de ces mouvemens la colonne de liquide coloré s'élever vers l'articulation, suivre chacun des mouvemens dont il s'agit, et redescendre au niveau de la colonne en rapport avec l'air extérieur, chaque fois que je ramenais la cuisse dans l'extension. Après avoir répété la même pratique un certain nombre de fois, j'ai porté brusquement la cuisse dans la flexion et un peu dans l'abduction, et tout le liquide du tube s'est précipité dans l'intérieur de l'articulation, moins la dixième partie de la colonne environ qui dépassait en dehors l'orifice de l'articulation, et qui était continue avec les neuf autres dixièmes de la colonne du liquide qui avait envahi sa cavité. Après quelques autres mouvemens, la totalité du liquide fut attirée dans l'intérieur de l'articulation, et à chaque retour de la cuisse à l'état d'extension, il en sortait une certaine quantité mêlée de bulles d'air, qui avait pénétré avec la dernière portion du liquide. Je ferai remarquer que pendant tous ces mouvemens j'ai eu soin de maintenir la tête du fémur appliquée contre le fond de la cavité cotyloïde, pour m'opposer à l'action du poids du membre.

Ces deux expériences me parurent suffire pour établir d'une manière directe les faits qui l'avaient été d'une manière moins positive par l'observation anatomique. Il résulte donc de ces deux ordres de faits, de l'observation et de l'expérience, que pendant certains mouvemens ou certaines positions du membre, qui ne sont pas l'extension, il se forme dans l'intérieur de l'articulation du genou et de la cuisse des espaces nouveaux, ou des agrandissemens des espaces existans, ce qui rompt l'équilibre entre la pression extérieure et la pression intérieure, et produit au sein de ces articulations une tendance au vide ou un certain degré de vide instantané, d'où résulte un effort de succion sur leurs parois internes et sur les parties qu'elles renferment.

Il m'a paru inutile de répéter les mêmes expériences pour toutes les articulations du squelette : leurs dispositions anatomiques sont les mêmes, leurs fonctions les mêmes; j'ai pu par conséquent m'en tenir aux résultats fournis par les articulations du genou et de la cuisse.

b. EXPÉRIENCES SUR LES CAVITÉS DU PÉRICARDE, DES PLÈVRES, DU CERVEAU ET DE LA MOELLE.

L'analogie que j'ai montrée entre les dispositions anatomiques du péricarde, des plèvres, du péritoine, des cavités cérébro-spinales et celles des cavités articulaires des membres, impliquait, pour être admise dans toute sa puissance, une sanction analogue de la part de l'expérimentation. On devait partout démontrer par l'expérience directe que les cavités des séreuses sont, comme les cavités articulaires, soumises incessamment à des conditions d'ampliation, qui détruisent l'équilibre existant entre la pression intérieure et la pression extérieure. Pour mettre ce fait hors de doute, j'ai procédé de la manière suivante.

TROISIÈME EXPÉRIENCE. — J'ai fait au niveau du cinquième espace intercostal gauche d'un jeune chien une ponction pénétrant dans l'intérieur des plèvres; immédiatement j'y ai appliqué l'extrémité de mon tube recourbé, en ayant soin de le faire arriver jusque dans l'intérieur de la cavité pleurale, et de fermer complètement autour du tube l'orifice qui lui avait donné passage. A peine ces précautions avaient-elles été prises, que j'ai vu, à chaque mouvement respiratoire, pendant le temps de l'inspiration, j'ai vu, dis-je, le liquide s'élever dans la portion du tube correspondant à la plèvre, et descendre à chaque temps d'expiration et répétant la succession de ces deux mouvemens d'une manière exactement isochrone à ceux de la respiration. En variant l'inclinaison du bec du tube, son degré de pénétration, j'ai obtenu des degrés d'ascension différens du liquide qu'il renfermait.

QUATRIÈME EXPÉRIENCE. — J'ai mis à découvert sur un jeune chien la portion antérieure gauche du péricarde, en enlevant une partie de la moitié inférieure du sternum et des cartilages costaux correspondans. J'ai fixé avec une pince à dissection une portion du péricarde, et j'y ai pratiqué une très petite ouverture, pour recevoir le bec de mon tube recourbé. A peine fut-il introduit dans la cavité de la séreuse, qu'au même instant le liquide coloré remonta, comme dans l'expérience précédente, à chaque contraction des ventricules, d'une quantité qui variait à chaque mouvement du cœur, mais dont les variations étaient toujours isochrones à ces mouvemens : j'ai répété plusieurs fois la même expérience, et jusqu'au dernier battement du cœur de l'animal, le liquide a marqué, par ses oscillations périodiques, les ampliations périodiques de la cavité du péricarde, sous l'influence de la respiration et des contractions du cœur.

Cinquième expérience. — J'ai mis à découvert, sur un jeune lapin, à la partie postérieure du cou, les membranes de la moelle, au niveau de l'espace compris entre le rebord de l'occiput et l'arc de l'atlas, la tête de l'animal maintenue dans une forte flexion ; j'ai soulevé sur une aiguille courbe très fine la dure-mère et le feuillet libre de l'arachnoïde. La portion soulevée des membranes comprises entre les deux piqûres de l'aiguille ayant été divisée, j'ai introduit immédiatement l'extrémité de mon tube, et j'ai vu aussitôt le liquide monter et descendre alternativement, comme dans les expériences précédentes, d'une manière isochrone aux mouvemens du cerveau. Je dois dire qu'il ne m'a jamais été possible, quelque précaution que je prisse, de passer mon aiguille entre le feuillet pariétal et le feuillet libre de l'arachnoïde, en respectant ce dernier ; toujours celui-ci a été compris dans l'ouverture pratiquée sur l'aiguille, et c'est toujours dans la cavité triangulaire, qui correspond à la jonction de la moelle avec le bord postérieur et inférieur du cervelet, et qui est formée par le feuillet libre de l'arachnoïde, que mon tube a pénétré. Cet espace est, comme l'a établi M. Magendie, l'aboutissant des cavités ventriculaires, qui met ces cavités en communication libre avec la cavité spinale du liquide céphalo-rachidien. Or, dans plusieurs expériences, répétées avec le plus grand soin sur les animaux de la même espèce, j'ai constamment obtenu le même résultat. J'ajouterai que, sans avoir besoin d'introduire mon tube, je pouvais, en découvrant l'arachnoïde en ce point, constater l'existence d'un double mouvement d'expansion isochrone au mouvement d'élévation ou d'abaissement du liquide coloré du tube.

Il me restait à vérifier si j'obtiendrais les mêmes résultats à l'égard de la cavité crânienne. Voici comment j'y suis parvenu.

Sixième expérience. — J'ai enlevé au crâne d'un lapin adulte, vers la bosse pariétale gauche, une portion de la paroi osseuse, de 15 millimètres de diamètre environ. J'ai ensuite perforé la dure-mère en la soulevant avec une pince, et j'ai introduit, par une ouverture du diamètre de l'extrémité de mon tube, cette extrémité, en prenant les précautions nécessaires pour ne pas perforer l'arachnoïde viscérale, ni atteindre la pulpe cérébrale. Dans ce but, et pour ne pas fermer l'ouverture du tube en l'appliquant contre la surface des circonvolutions cérébrales, je maintins son extrémité dirigée obliquement; et je vis, comme dans l'expérience précédente, la colonne de liquide correspondant au cerveau monter et descendre à chaque mouvement de retrait et d'expansion de la masse encéphalique. J'ai répété l'expérience plusieurs fois, et le résultat s'est toujours manifesté le même.

Que conclure de ces expériences? Qu'elles confirment en tout point les inductions tirées des dispositions anatomiques des parties, à savoir que, pendant les mouvemens du cœur, des poumons, du péritoine, du cerveau et de la moelle, comme pendant les mouvemens alternatifs de flexion et d'extension des articulations du squelette, il s'établit des espaces nouveaux dans les cavités correspondantes, ou des accroissemens des espaces existans, en vertu desquels la pression exercée à l'intérieur de ces cavités est sensiblement moindre que celle exercée à l'extérieur par la pression atmosphérique; d'où il suit que cette dernière pèse de toute la différence de ces deux actions sur l'extérieur des cavités, tend à refouler à leur intérieur les fluides qui doivent établir par leur exhalation l'équilibre des deux pressions.

TROISIÈME PARTIE.

CONSÉQUENCES PHYSIOLOGIQUES ET APPLICATIONS PATHOLOGIQUES.

Je n'ai presque fait jusqu'ici qu'exposer les conditions matérielles d'un phénomène, en démontrer l'existence par des expériences directes, sans me préoccuper de son résultat final, de son importance, et des applications dont il peut être susceptible. Nous allons aborder ces différens points de vue de la question.

Il est évident et incontestable que les cavités des séreuses articulaires et autres du corps humain présentent périodiquement pendant certains mouvemens, les conditions d'une pompe, d'une ventouse, qui raréfient les fluides renfermés dans leurs cavités, et établissent par cette raréfaction un défaut d'équilibre entre la pression extérieure atmosphérique et la pression intérieure de ces cavités, pressions qui, au repos, se font équilibre. Cette différence de pression entraîne, de toute nécessité, une action de succion et d'aspiration analogue à celle de la pompe ou de la ventouse. Le fait est matériellement incontestable; ce qui peut être contesté, c'est le degré plus ou moins énergique de cette succion; aussi n'abordé-je pas cette évaluation pour le moment : je me borne à établir comme une chose démontrée que les cavités des séreuses sont périodiquement soumises à une action de succion qui doit provoquer et faciliter la sortie des fluides exhalés, soit que ces fluides soient préalablement élaborés dans les petits canaux qui les versent, soit que la succion qui les provoque soit elle-même l'agent essentiel de cette production. En m'en tenant à ce rapport entre le fait de l'exhalation des séreuses et les efforts de succion qui les favorisent, les provoquent ou les déterminent, sans rien préjuger jusqu'ici à laquelle de ces trois actions ce rapport peut être élevé, je m'arrête devant son existence comme devant une condition qui joue un rôle important, n'importe lequel, dans l'accomplissement des exhalations séreuses. Je joindrai à ces preuves quelques considérations qui me semblent devoir compléter la démonstration.

Tous les physiologistes ont remarqué que l'on éprouve d'autant plus de difficulté à mouvoir les articulations qu'on se trouve sur des montagnes plus élevées, c'est-à-dire que la pression atmosphérique est moindre. Il est encore d'observation presque vulgaire que les membres maintenus longtemps dans l'immobilité éprouvent une grande difficulté à se mouvoir; les articulations éprouvent des frottemens plus sensibles et accusés par des bruits de crépitation douloureuse. On sait même qu'une des conditions de l'ankylose des articulations c'est la parfaite immobilité. Il n'est pas nécessaire qu'il y ait maladie de l'articulation : l'immobilité seule des parties, continuée un temps assez long, amène l'ankylose. Est-il besoin de montrer les rapports de ces faits avec l'action de la pression atmosphérique sur la production des exhalations synoviales et des autres séreuses? Voilà, si je ne me trompe, autant de circonstances physiologiques qui tendent à compléter la démonstration du principe qui fait l'objet de ce mémoire et qui reçoivent à leur tour de ce principe une solution qu'elles n'avaient pas eue jusqu'ici. D'autres faits appartenant à l'ordre pathologique auront ce double résultat d'appuyer la doctrine et d'en recevoir des lumières.

Tout le monde sait, depuis l'ingénieuse expérience de notre honorable confrère, M. Jobert, de Lamballe, que l'adhésion des feuillets de la séreuse péritonéale est facile à obtenir lorsqu'on les maintient dans un contact parfait. On sait, au contraire, que les surfaces des muqueuses ne peuvent pas contracter ces adhérences, quelque précaution qu'on emploie. Dans le premier cas, la séreuse, n'étant plus soumise à une des conditions indispensables à l'exhalation du fluide, peut contracter immédiatement une adhésion qui ne sera pas troublée par la présence incessante de la matière sécrétée, cette adhésion immédiate devenant un obstacle à la continuité de cette sécrétion. Dans le second cas, la muqueuse continuant à verser son fluide dans l'intervalle de ses deux feuillets, la présence de ce fluide incessamment renouvelé empêche les deux surfaces d'adhérer immédiatement. Les mêmes notions n'expliquent-elles pas d'une manière toute simple et toute rationnelle les adhérences que contractent si facilement les surfaces correspondantes des diverses séreuses, à la suite des épanchemens dont elles sont le siége; comme au péritoine, au péricarde et entre les feuillets des plèvres. Terminons ces applications par des faits d'un ordre plus élevé et plus important pour la pathologie.

Tous les médecins savent de quel danger sont entourées les plaies qui pénètrent dans les articulations, dans le péritoine, dans les plèvres, dans le péricarde; la notion empirique de ce fait était aussi bien établie que la gravité des accidens qui s'y trouvent liés. Personne, cependant, n'en avait donné, ni même essayé d'en donner une raison quelconque; de là l'ignorance des moyens véritables de s'opposer à ces accidens. Cependant quoi de plus simple à déterminer maintenant que nous connaissons l'influence de la pression atmosphérique sur le mécanisme des exhalations séreuses, que les résultats produits par la cessation de cette condition? L'air qui pénètre librement dans les cavités des séreuses entrave le mécanisme de leur exhalation; les fluides dont la sécrétion doit être nécessairement provoquée par une succion périodique exercée à l'orifice des vaisseaux exhalans, stagnent dans ces vaisseaux, les engorgent et amènent des accidens proportionnés à cet engorgement. Nous avons à peine besoin de formuler ici les conséquences pratiques qui découlent de la connaissance de ces rapports; éviter l'introduction de l'air dans les cavités des séreuses, l'en expulser et lui fermer tout passage; ces principes d'ailleurs existaient en partie comme résultats de l'empirisme, mais à l'état de préceptes incohérens, incomplets et non acceptés par tous.

Nous ne pousserons pas plus loin ces applications physiologiques et pathologiques du principe que nous avons cherché à établir dans ce mémoire; quelque effort de généralisation que l'on fasse, il n'est jamais possible de prévoir immédiatement toutes les applications dont un fait nouveau est susceptible; l'expérience nous porte bien souvent au-delà de nos prévisions.

Je me suis borné, dans ce premier mémoire, à établir l'existence du fait de l'intervention de la pression atmosphérique comme élément actif des exhalations séreuses, et à indiquer les conséquences les plus générales de ce fait; il me reste à apprécier plus rigoureusement le degré d'action de cette influence, à la mesurer s'il est possible dans son intensité; et à en déterminer la portée relative dans le mécanisme de la fonction, ces différens résultats, propres à compléter la notion du rôle que joue dans la production des sécrétions séreuses l'intervention de la pression atmosphérique, n'ajouteront rien à la démonstration de l'existence de cet élément fonctionnel nouveau, lequel me paraît suffisamment établi par les observations anatomiques, les expériences physiologiques et les faits pathologiques consignés dans ce mémoire. En conséquence, je me crois fondé à tirer de ce premier travail les conclusions suivantes.

1° Les articulations du squelette présentent pendant la plupart des mouvemens dont elles sont le siége une ampliation extemporanée des cavités qu'elles forment, ou donnent lieu à la formation d'espaces nouveaux, qui n'existent pas au repos des articulations. Ces accroissemens des espaces existans, ou ces développemens d'espaces nouveaux sont le résultat de deux ordres de conditions, à savoir : les changemens de rapports des plans des surfaces articulaires, et la tension des parois ligamenteuses et musculaires des articulations, par suite de l'écartement de leurs points d'insertion.

2° Toutes les cavités des séreuses du corps humain, les cavités des plèvres, du péricarde, du péritoine, des méninges rachidiennes et cérébrales, présentent comme les cavités articulaires des ampliations périodiques des espaces qu'elles circonscrivent. Ces ampliations résultent du soulèvement du feuillet pariétal de la séreuse, entraîné par le développement des parties qu'elle tapisse, et de l'abaissement du feuillet viscéral, par suite de la contraction ou du déplacement des viscères qu'elle enveloppe.

3° Les ampliations des cavités articulaires et des diverses séreuses du corps humain réalisent extemporanément des espaces fermés de toute part, sous l'influence desquels l'équilibre des pressions intérieure et extérieure se trouve détruit au profit de la pression extérieure, d'où un refoulement des fluides vers l'intérieur des cavités et un effort de succion périodiquement exercé sur les surfaces et les orifices ouverts à l'intérieur de ces mêmes cavités.

4° L'intervention de la pression atmosphérique comme élément actif dans le mécanisme des sécrétions séreuses, établie par les dispositions anatomiques des parties, par l'expérience directe, l'est encore par les faits pathologiques. L'adhésion facile des séreuses juxtà-posées, la diminution, la suspension de l'exhalation de la synovie, et finalement l'ankylose liée à l'immobilité plus ou moins complète des articulations; leur rigidité sous l'influence d'une diminution de la pression atmosphérique pendant le séjour sur les montagnes élevées, et les accidens spéciaux des plaies pénétrantes de toutes les cavités séreuses, tirent leur signification réelle de l'action de la pression atmosphérique sur les sécrétions séreuses, et sont autant de témoignages à l'appui de cette doctrine.

Dans un prochain mémoire, je chercherai à fixer le degré d'action de la pression atmosphérique dans la production des sécrétions séreuses, et à déterminer l'influence relative de ce nouvel élément par rapport à ceux qui peuvent concourir à l'exécution de cet ordre de fonctions.

FIN.

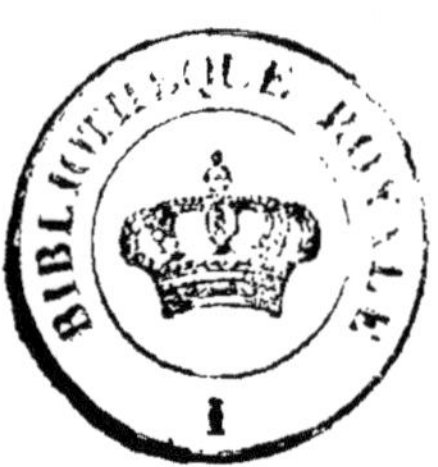

www.ingramcontent.com/pod-product-compliance
Ingram Content Group UK Ltd.
Pitfield, Milton Keynes, MK11 3LW, UK
UKHW020356250726
13967UKWH00005B/2322

9 782011 777522